AF314862

MÉDECINE HÉMATO-CHIMIQUE.

INFLUENCE DU SANG

ET

DE SES ALTÉRATIONS

SUR LE DÉVELOPPEMENT

DES MALADIES,

ET SUR LE TRAITEMENT QU'IL CONVIENT DE LEUR OPPOSER.

PAR

AD. LANGLEBERT,

CHEVALIER DE LA LÉGION-D'HONNEUR.

ET

A. PESCHIER,

D. M. P. DE LA FACULTÉ DE PARIS.

Consultations de 11 heures à 1 heure,

Et Consultations gratuites de 2 à 5 heures,

RUE DE L'UNIVERSITÉ, 79.

1841.

MÉDECINE HÉMATO-CHIMIQUE.

INFLUENCE DU SANG

ET

DE SES ALTÉRATIONS

SUR LE DÉVELOPPEMENT

DES MALADIES,

ET SUR LE TRAITEMENT QU'IL CONVIENT DE LEUR OPPOSER.

PAR AD. LANGLEBERT,

CHEVALIER DE LA LÉGION-D'HONNEUR,

ET A. PESCHIER,

DOCTEUR MÉDECIN, DE LA FACULTÉ DE PARIS.

Guérir est tout.

Consultations de 11 heures à 1 heure,

Et Consultations gratuites de 2 à 5 heures,

RUE DE L'UNIVERSITÉ. 79.

Le sang, avec l'ensemble des élémens qui le composent, doit être considéré comme le premier, le principal agent de la vie. Il préexiste en quelque sorte à la formation de l'homme, car le fœtus ne se développe et ne s'organise que par le sang de sa mère. Poussé par le cœur, le sang pénètre dans tous nos organes, imbibe tous nos tissus. C'est lui, et lui seul, qui leur apporte les élémens d'excitation, de réparation et d'accroissement dont ils ont besoin. Il les stimule et les met en action; il leur fournit les matériaux dont ils composent nos humeurs. **Le sang, véritable principe de la vie,** tient sous sa dépendance l'économie tout entière, met en jeu tous les ressorts de cette machine si frêle et si compliquée, et lui donne la force et la résistance, la chaleur et l'activité.

L'empire que le système sanguin exerce sur l'organisation de l'homme est si absolu, qu'aucune de nos parties ne peut exister un seul instant hors de son influence. Le sang est plus nécessaire à la vie des organes que le système nerveux lui-même. En effet, un membre devenu paralytique par la section, par la ligature ou par toute autre affection des nerfs qui s'y distribuent, peut conserver son volume et son embonpoint primitifs ; mais si le cours du sang y est intercepté, il meurt et se décompose rapidement.

Plus le sang est riche et abondant, plus le développement du corps dans son ensemble et des organes en particulier se fait avec rapidité et harmonie ; plus il est excitant et pur, plus les fonctions sont régulières et énergiques. C'est sur cette vérité que se fonde la **médecine hématochimique**. Elle admet que, si la force et la santé prennent leur source dans le sang, c'est aussi dans le sang qu'il faut rechercher bien souvent les causes de la faiblesse et de la maladie .

Nous entrons ici dans le domaine de l'humorisme. « Je n'ignore pas, dit M. Bégin (*Traité de Physiologie pathologique*, tome II, p. 523), combien ce sujet est encore obscur et de quel mépris on cherche à flétrir les travaux susceptibles de le mieux faire connaître. Mais il convient de s'élever à des idées plus étendues et plus philosophiques. Les médecins doivent enfin s'occuper sérieusement de la physiologie et de la pathologie des humeurs. **La chimie** peut seule résoudre les questions qui s'y rattachent, et bientôt, sans doute, elle s'enrichira de méthodes et de moyens d'analyse qui satisferont sur ce point aux besoins de la science... Il faut aborder franchement la grande question de l'influence exercée par les liquides sur les mouvemens organiques, et des causes, de la nature ainsi que des effets des altérations dont ces élémens des corps doués de la vie, peuvent incontestablement devenir le siége.

Le sang est l'humeur principale de l'organisme. — Tout ce que les médecins anciens et modernes ont avancé concernant les altérations des humeurs, doit lui être rapporté... Il suffit d'un coup-d'œil pour voir que le chyle, la lymphe, les produits des sécrétions de toute espèce, ne peuvent exercer d'influence sur l'ensemble de l'économie, qu'autant que leurs matériaux, écartés plus ou moins de l'état normal, parviennent dans l'appareil circulatoire. »

Ces quelques lignes, tirées d'un ouvrage extrêmement remarquable, écrites par un homme aussi haut placé dans la science que M. Bégin, sont pour nous une sorte d'approbation de notre système, et un encouragement à poursuivre avec ardeur nos études et nos recherches.

Le sang à l'état normal se compose de deux élémens principaux : *le sérum* et *le cruor*. Chacun de ces deux élémens est lui-même formé de principes nombreux , tels que *l'eau*, *l'albumine*, *la fibrine*, *la matière colorante*, certains *sels de chaux*, *de potasse*, *de soude*, *de fer*, *de magnésie*, etc. Tous ces principes sont entre eux dans des proportions reconnues et déterminées par la chimie.

La chimie , après avoir découvert les élémens qui constituent le sang à l'état normal , après avoir constaté leurs caractères et leurs proportions, s'est occupée de savoir si ces caractères et ces proportions étaient invariables , si le liquide contenait toujours et uniquement les mêmes principes. De nombreuses expériences ont établi que, même dans l'état de santé, le sang présente des différences remarquables, suivant les individus, leur constitution, leur tempérament ; et que dans les maladies il peut subir de graves et nombreuses altératious. Ainsi :

Le sang peut être modifié dans sa quantité ou dans ses qualités.

DANS SA QUANTITÉ. — Il est plus *abondant* et plus *riche* chez l'HOMME FORT ET ROBUSTE que chez le sujet FAIBLE ET DÉBILE. Poussée à un certain degré , cette différence dans la quantité du sang constitue les deux états maladifs appelés PLETHORE et ANEMIE.

DANS SES QUALITES. — Il peut être riche en *fibrine* et en *matière colorante* , qui sont ses principes actifs. Le sang extrait de la veine se coagule rapidement ; le *caillot* est compacte, serré, résistant; il se couvre souvent d'une *couenne* plus ou moins épaisse blanchâtre, jaunâtre ou verdâtre, comme dans la PNEUMONIE, la PLEURESIE, le RHUMATISME ARTICULAIRE AIGU, la GOUTTE, etc.

D'autres fois, au contraire, il abonde en *sérosité*, c'est-à-dire que *l'eau* et *l'albumine* y prédominent, et qu'il est alors très-fluide et remarquable par sa pâleur. Il en est ainsi chez les individus LYMPHATIQUES, dans LA CHLOROSE (pâles couleurs), dans la PHTHISIE, dans un grand nombre de MALADIES CHRONIQUES, etc.

La fibrine peut être altérée dans sa nature, et la force d'aggrégation du sang diminuée au point qu'il ne se coagule plus et forme une masse entièrement liquide. Dans le CHOLERA, par exemple; dans CERTAINES FIÈVRES dites PUTRIDES, TYPHOÏDES, PESTILENTIELLES, etc.

On voit DANS QUELQUES INFLAMMATIONS *l'albumine* prédominer d'une manière remarquable. (L'albumine paraît être l'élément principal du liquide morbide appelé *pus*.)

Le sang, dans CERTAINES HYDROPISIES, ne semble plus contenir ni *fibrine*, ni *matière colorante*. C'est une espèce d'eau albumineuse dans laquelle sont dissous quelques sels.

Diverses substances peuvent se trouver mêlées à la masse du sang, soit qu'elles y naissent, soit qu'elles s'y introduisent par l'absorption, comme nous le verrons plus tard. Ce sont *les élémens de la bile* dans la JAUNISSE, les MALADIES DU FOIE; *l'urée* dans les MALADIES DES REINS OU DE LA VESSIE; *du pus* dans L'INFLAMMATION DES VEINES et de LA MATRICE; de la *matière cancéreuse*, dans le CANCER; *des virus, des venins, des poisons, des molécules végétales, animales, minérales*. Le sang contient de *l'arsenic* dans l'empoisonnement par ce métal.

Dans quelques cas (Andral), ce n'est plus du sang qui circule dans les vaisseaux, mais *une matière de consistance variable, grumeleuse, friable, d'un gris sale*. Tantôt elle n'existe que dans quelques vaisseaux, tantôt elle remplit la plus grande partie de l'arbre circulatoire. *Le sang est alors complètement décomposé*.

On voit le sang d'un individu malade (dans le CHARBON, la PETITE VEROLE) introduit dans le corps d'un individu sain, devenir pour lui *un véritable poison*.

Les *différens sels* qui entrent dans la composition du liquide sanguin peuvent aussi diminuer de quantité (*les sels de fer* dans les PALES COULEURS, chez les SUJETS LYMPHATIQUES, SCROPHULEUX), se décomposer, disparaître. De nouveaux sels peuvent les remplacer ou exister concurremment avec eux (*l'urate de soude* dans LA GOUTTE). Le sang contient *du sucre* dans la maladie appelée LE DIABÈTE SUCRÉ.

Toutes ces altérations du sang, et bien d'autres encore, ont été démontrées par la chimie; elles sont donc vraies et incontestables. Mais en présence de tous ces faits, quel est le devoir du médecin? Peut-il se contenter de les enregistrer dans les annales de la science, sans s'en occuper davantage, sans en rechercher les causes; sans en étudier les résultats? Ne faut-il pas, au contraire, qu'il marche sans cesse vers un but plus noble et plus utile. S'il reconnaît le mal, ne doit-il pas surtout le guérir? C'est pour cela qu'après avoir étudié dans les auteurs, étudié sur le cadavre, étudié sur l'homme sain et sur l'homme malade, les nombreuses altérations du sang, nous avons appliqué tous nos efforts à en déduire des conséquences pratiques. La chimie nous a fourni ses réactifs pour découvrir ces altérations, et c'est encore à la chimie que nous avons emprunté les nombreuses substances dont elle dispose, pour décomposer, neutraliser, anéantir dans le sang les principes étrangers et nuisibles qui s'y sont introduits, pour rendre à ce liquide sa pureté, sa force et sa composition normale.

Pour faire bien comprendre comment et par quelles voies le trouble et la maladie peuvent s'introduire dans la circulation, pour donner en même temps une idée de notre *méthode curative*, nous sommes obligés d'entrer ici dans quelques considérations physiologiques que nous abrégerons du reste le plus possible.

Le sang, avons nous dit, nourrit tous les organes, les stimule, fait naître leurs mouvements, et leur fournit les matériaux de leurs sécrétions. Mais il est bien évident qu'il ne peut suffire à tant de phénomènes qu'en se dépouillant lui-même d'une partie de ses molécules et de sa vitalité. La nature devait donc pourvoir aussi à l'entretien et à la réparation de ce liquide. De nombreux organes ont été chargés de ce soin. Les plus importants sont : l'estomac, les intestins et toutes les glandes qui aident par leurs sécrétions le travail de la digestion, — les différents appareils d'absorption qui constituent le système lymphatique, — enfin le poumon et ses dépendances.

Les alimens et les boissons reçus par l'estomac et plus tard par les intestins, sont soumis dans ces organes à diverses élaborations auxquelles coucourrent puissamment les produits de nombreuses sécrétions, tels que : La salive fournie par les glandes salivaires, le suc gastrique versé par l'estomac lui-même, la bile élaborée par le foie, etc. Le résulat du travail digestif est la production d'un liquide particulier appelé *chyle*. Le chyle est absorbé par une foule de petits vaisseaux (les vaisseaux chylifères) qui viennent s'ouvrir par un tronc commun dans la veine sous-clavière, où il se mêle au sang veineux et en augmente la quantité. Mais si le chyle est extrait, par les organes digestifs, de différens alimens solides ou liquides, n'est-il pas évident, quoi qu'on en ait dit, que ses propriétés doivent varier suivant la nature de ces substances? Est-il possible d'admettre que les viandes salées, fumées, épicées, les boisson salcooliques ou fermentées, lui donneront les mêmes qualités que les viandes blanches, les légumes doux et aqueux, les liquides acidulés et rafraîchissans? Mais alors pourquoi les règles de l'hygiène? D'où vient cette différence de force et de santé, entre l'homme qui se nourritbien, comme on le dit, et celui qui use de substances mauvaises, quelle qu'en soit la quantité? Le chyle peut donc varier dans sa composition : — **Première source d'altération du sang.**

Il existe dans toutes les parties du corps humain, dans la profondeur, comme à la surface des organes, un nombre infini de vaisseaux lymphatiques, qui absorbent sans cesse des molécules nombreuses et variables dont ils composent un liquide appelé *lymphe*. La lymphe, de même que le chyle, est versée dans le système veineux et contribue comme lui à augmenter la quantité du sang. — Nous ne voulons pas étudier ici le phénomène si remarquable de l'absorption lymphatique : il nous suffit de faire voir de quelle manière il concourt aux modifications et aux altérations du liquide sanguin. — Cette absorption s'exerce au milieu de nos tissus, sur les nombreuses molécules qui dans le travail de la nutrition abandonnent les organes et cèdent leur place à d'autres que le sang y apporte sans cesse; elle s'exerce aussi sur des liqueurs produites par les différentes sécrétions normales, telles que la sérosité qui mouille la surface des membranes séreuses, la synovie, la graisse, etc. Toutes ces absorptions et plusieurs autres sont utiles et nécessaires, mais elles nous intéressent moins que les suivantes sous le point de vue qui nous occupe.

Il est hors de doute que différens produits morbides qui se trouvent accidentellement dans l'économie, peuvent être absorbés par les vaisseaux lymphatiques (ou quelquefois par les veines) et se répandre dans le torrent circulatoire. C'est ce qui arrive pour le pus, la sérosité, la matière cancéreuse, etc., et aussi pour un grand nombre de substances introduites dans nos cavités — Ainsi un lavement peut-être absorbé en peu de temps; une pinte d'eau tiède injectée dans le bas-ventre d'un chien ou d'un mouton, disparaît quelquefois en moins d'une heure — presque tous les liquides et beaucoup de solides (à moins qu'ils ne soient insolubles) portés dans l'estomac, sont plus ou moins complétement entraînés par l'absorption. — Les vaisseaux lymphatiques des bronches et du poumon absorbent avec facilité les diverses molécules qui sont en suspension dans l'air que nous respirons. — Enfin le système absorbant de la peau, puise dans l'atmosphère une grande quantité de gaz, de vapeurs, de poussières, d'émanations végétales ou animales, de miasmes avec lesquels cette membrane peut se trouver en contact ; il s'empare aussi d'une partie des liquides au milieu desquels le corps se trouve accidentellement plongé : de l'eau d'un bain, par exemple ; et aussi de diverses substances appliquées sur nos tissus, comme les huiles, les poudres, les pommades, ou introduites sons l'épiderme, comme un virus, un venin, un poison. Mais que deviennent tous ces principes divers absorbés par le système lymphatique? Ils entrent dans la composition de la lymphe ou se mêlent avec elle, et avec elle ils vont se déverser dans le système sanguin qu'ils peuvent troubler de bien de manières. — **Deuxième source d'altération du sang.**

Le sang, au moyen du chyle et de la lymphe, est suffisamment entretenu sous le rapport de la quantité; mais il ne trouve point dans le mélange de ces liquides une homogénéité, une activité, qui lui sont indispensables : c'est dans le poumon qu'il doit aller se régénérer et se vivifier. Le sang que les veines rapportent au cœur, et qui contient le chyle et la lymphe, est un liquide noirâtre et pesant, mélange impur et imparfait : le sang qui revient du poumon, et qui s'est combiné avec l'oxygène de l'air, est rouge, vermeil, écumeux, plus léger et plus chaud ; il est homogène, excitant et nutritif. Mais si l'air que nous respirons ne contient pas une suffisante quantité d'oxygène, s'il est impur, n'est-il pas évident que l'oxygénation du sang ne pourra se faire que d'une manière incomplète? — **Troisième source d'altération du sang.**

Ainsi : digestion, absorption, respiration, telles sont les trois grandes fonctions qui agissent sans cesse pour l'entretien et la régénération du sang, et telles sont aussi les trois grandes voies par lesquelles la décomposition peut s'introduire dans ce liquide. Mais la nature, toujours si prévoyante, pouvait-elle laisser la maladie pénétrer ainsi dans l'organisme, sans lui fournir les moyens de résister et de s'en délivrer? Plusieurs organes, comme la peau, les reins, la vessie, sont chargés de rejeter au dehors les molécules diverses qui sont parvenues dans le sang, et qui, tout-à-fait réfractaires aux réactions de **la chimie vivante**, le troublent et l'altèrent. Le sang, en parcourant ces organes, s'y dépouille de ses principes mauvais, qui sont éliminés sous forme de transpiration insensible, de sueur et d'urines. Or, ces excrétions peuvent être insuffisantes, une cause quelconque peut les supprimer ou les ralentir. — **Quatrième source d'altération du sang.**

Dans les quatre circonstances qui précèdent, le sang s'est altéré sans que les organes par lesquels se sont introduits les principes délétères aient été malades d'abord, c'est-à-dire, sans que leurs tissus aient subi aucune modification, aucune désorganisation appréciable. *L'altération du sang était* **primitive**. Mais la maladie de plusieurs organes peut aussi entraîner à sa suite les mêmes résultats par rapport au liquide sanguin, et *son altération est alors* **secondaire**. Ainsi :

Pour que la digestion soit complète, et que le chyle acquière les qualités qui lui sont propres, il faut que tous les organes qui concourrent à l'acte digestif, exercent régulièrement leurs fonctions. Si l'estomac ou les intestins sont malades, si le foie ne fournit qu'une bile insuffisante ou altérée, etc., la chylification se fait mal et son produit est de mauvaise nature. — **Cinquième source d'altération du sang.**

Si le système lymphatique, atteint dans son organisation, ne peut plus absorber ; s'il n'imprime plus à la lymphe certaines modifications qu'elle doit subir en le parcourant, ce liquide sera diminué dans sa quantité, modifié dans ses qualités. — **Sixième source d'altération du sang.**

Lorsque le poumon ou les bronches, frappés dans leurs tissus, sont devenus plus ou moins impénétrables au sang ou à l'air, l'oxygénation du sang est nécessairement incomplète. — **Septième source d'altération du sang.**

Enfin si la peau, les reins, la vessie, malades et désorganisés, ne rejettent plus au dehors les nombreux matériaux dont ils doivent débarrasser le sang, ces matières impures restent dans le liquide. — **Huitième source d'altération du sang.**

Telles sont les voies principales au moyen desquelles le trouble, l'altération, la décomposition s'introduisent dans le système sanguin. Elles sont nombreuses, comme on le voit ; aussi les maladies du sang sont-elles fréquentes et variées : nous en avons indiqué quelques-unes. Mais une fois quelles ont été produites, n'importe par quelles causes ou de quelle manière, que doit-il arriver ? C'est que le sang, qui est l'élément général de la vie, fait sentir son influence morbide dans l'organisation tout entière, et que la maladie devient nécessairement *une maladie générale.*

Il faut remarquer cependant que le mal ne sévit pas sur tous les points avec la même intensité, au moins en apparence. Ses effets sont mille fois plus marqués et plus appréciables dans un organe important par sa texture, ses fonctions, sa vitalité et ses sympathies, que dans celui qni occupe un rang tout-à-fait secondaire. Que d'erreurs funestes cette prédominance des symptômes dans tel ou tel organe n'a-t-elle pas produites ! Combien de maladies sont devenues incurables et mortelles, parce qu'on n'a vu que le désordre local, sans remonter à la source, au principe ! Pour nous, bien convaincus que le sang remplit un rôle aussi important dans la maladie que dans la santé, nous avons étudié ce liquide avec persévérance ; aidés par les travaux des chimistes et de plusieurs médecins, nous nous sommes appliqués à reconnaître ses nombreuses altérations, à déterminer leur influence sur l'économie. Enfin, contrairement à l'organicisme, qui ne veut voir que les organes, les instrumens, nous avons recherché la cause, le principe, et nous avons établi : *que la maladie est souvent générale, c'est-à-dire dans le sang, et que, pour la guérir, il faut traiter d'abord, régénérer, recomposer ce liquide.*

C'est avec de pareils principes, appuyés sur la raison et sur les faits, que nous sommes parvenus à guérir rapidement un grand nombre de maladies chroniques, anciennes ou nouvelles, déclarées incurables.

Nous allons faire ici l'histoire de quelques-unes des affections les plus graves, et l'on verra qu'elles ont toutes leur source dans le sang, ou que du moins le sang y joue le rôle le plus important, et que si, d'une part, nos principes leur sont tout-à-fait applicables, d'une autre part, notre méthode seule peut en triompher.

TUBERCULES.

Carreau, Phthisie pulmonaire, Carie vertébrale, Tumeurs blanches, Scrophules.

Pour déterminer la nature d'une maladie, il faut surtout reconnaître les causes sous l'influence des quelles cette maladie se développe. Or quelles sont, de l'avis de tous les médecins, les causes des tubercules. Les principales sont:

1° **L'hérédité.**—L'hérédité n'est autre chose qu'une certaine disposition organique générale que les parens transmettent à leurs enfans par voie de génération ; c'est une prédisposition à contracter un certain ordre de maladies, par cela même que nos auteurs en ont été affectés, et que nous leurs ressemblons. Et certes, cette ressemblance n'a rien de plus extraordinaire que celle des traits du visage, de l'esprit ou du caractère. Si les parens sont doués d'une constitution forte et robuste, *si leur sang est pur*, leurs enfans naîtront vigoureux et bien portans ; si au contraire ils sont chétifs et *d'un sang vicié*, leurs enfans viendront au monde faibles et souffreteux. Ainsi l'hérédité est une manière d'être de nos organes, qui existe long-temps avant qu'aucun d'eux soit encore devenu malade. Mais puisque ces organes ne sont prédisposés à le devenir, que parce que leur développement s'est fait d'une manière plutôt que d'une autre ; comme la source de tout développement, de toute organisation dans l'homme, vient du sang, *c'est dans le sang* qu'existe d'abord nécessairement le vice appelé *vice héréditaire.*

2° **Le froid humide.** — Le froid et l'humidité exercent leurs premiers effets sur la peau dont ils diminuent la transpiration, de telle sorte que les humeurs excrémentitielles refoulées à l'intérieur, restent dans la lymphe et par suite dans le sang. — Sous l'influence d'un air froid et humide, les sensations sont moins vives, les mouvemens moins énergiques, les fonctions moins actives ; l'appétit est diminué, et la digestion languissante ne fournit au sang qu'un chyle mal élaboré et insuffisant. La respiration est incomplète, et l'on éprouve une espèce d'oppression qui vient de ce que l'air, chargé d'eau en vapeur, ne contient sous un volume donné qu'une très petite quantité d'oxygène ; et aussi de ce que les vapeurs aqueuses pulmonaires ne sont pas complètement entraînées au dehors, puisque l'air qui a servi à la respiration était déjà saturé d'humidité. — Ainsi sous l'influence du froid humide : 1° La transpiration est diminuée, et les humeurs qui doivent la composer restent dans le sang. 2° La digestion est incomplète, et le chyle ne fournit pas au sang assez de matériaux réparateurs. 3° Enfin la respiration est ralentie et moins parfaite, et par suite le sang est mal oxygéné, mal revivifié. Aussi ne tarde-t-on pas à le voir perdre une grande partie de sa fibrine et de sa matière colorante, et devenir plus pâle, plus liquide, plus séreux, moins excitant et moins nutritif.

Il faut bien remarquer que c'est l'état séreux du sang, et par suite la prédominance, dans l'économie, des fluides blancs, qui constitue le *tempérament lymphatique*, et, à un degré plus avancé, le *tempérament scrophuleux*, qui sont l'un et l'autre une prédisposition remarquable au développement des tubercules.

3° **L'alimentation.** — Quels peuvent être les effets d'une alimentation insuffisante, soit par la quantité, soit par la qualité des alimens? Le chyle, avons-nous dit, tire ses qualités des substances qui concourent à le produire. Il sera donc d'autant moins riche et réparateur, que ces substances seront elles-mêmes moins abondantes et surtout moins nutritives. C'est pour cette raison que le sang s'appauvrit sensiblement chez les individus qui ne mangent que des alimens aqueux, farineux, non stimulans ; c'est aussi ce qui explique leur faiblesse, leur pâleur, leur maigreur, leur peu de développement et d'énergie. La mauvaise alimentation a donc pour premier résultat une modification dans les principes qui constituent le liquide sanguin.

4° **L'habitation.** —Les lieux bas, qui ne reçoivent jamais les rayons du soleil ni les mouvemens des vents, influent de la manière la plus directe sur le développement des tubercules. De quelle manière ? C'est que dans les lieux bas, l'air est froid et humide ; et nous venons de dire comment le froid et l'humidité modifient la composition du sang. C'est que, privés de soleil les hommes comme les plantes languissent et s'étiolent ; car la douce chaleur de cet astre est nécessaire pour dilater les solides et rendre les fluides plus subtils et plus pénétrans. Sous son influence, la peau absorbe mieux, transpire mieux ; la circulation est plus active, la respiration plus douce, la digestion plus facile, le sang plus rapidement et plus complétement régénéré. Toutes les fonctions se ralentissent au contraire loin de ses rayons. Enfin, les mouvemens de l'air purifient l'atmosphère, dispersent au loin les vapeurs aqueuses ou miasmatiques qui s'élèvent de la surface de la terre, et les empêchent ainsi d'être absorbées par la peau ou par le poumon et de s'introduire dans le sang.

5° **Les vêtemens.** — Les vêtemens sont destinés à protéger la peau contre le froid et l'humidité. Ils empêchent l'air vicié de toucher cette membrane par une aussi grande surface et d'être absorbé par autant de points. Leur insuffisance, en permettant à ces agens de sévir avec plus d'activité, peut donc être rangée au nombre des causes de l'altération du sang.

6° **Les professions.** — Il est incontestable que certaines professions prédisposent au développement des tubercules. Les principales sont celles de plâtrier, de maçon, de meunier, de carrier, de chapelier, d'amidonier, de boulanger, de doreur sur métaux, de peintre en bâtimens, d'imprimeur, de cuisinier, de chanteur, de musicien, d'acteur, etc., celles de blanchisseuses, de repasseuses, de lingères, de gantières, de cordonnières, de polisseuses, etc. Nous croyons inutile de faire l'histoire de ces diverses professions, et nous nous contenterons de dire en général qu'elles ont pour résultat de favoriser l'altération du liquide sanguin, soit en livrant à l'absorption des molécules plus ou moins nuisibles, soit en s'opposant au libre exercice de la respiration, de la digestion, de la transpiration, des sécrétions ou des excrétions.

7° **Les passions.** — Les abus du plaisir ou du travail, les veilles prolongées, les exercices violens, les mauvaises habitudes, entraînent pour l'économie des pertes continuelles qui ne sont qu'incomplétement réparées par l'assimilation. Certaines passions ont le triste privilège de modifier le cours de nos liquides, de pervertir, de troubler l'action de nos organes. Ainsi les passions tristes agissent d'une manière remarquable sur la sécrétion de la bile ; elles peuvent développer rapidement l'ictère (jaunisse) ou provoquer des vomissemens bilieux. L'inquiétude, le tourment, le chagrin, troublent la digestion et resserrent l'estomac. On voit sous leur influence la sensation de la faim disparaître ou les alimens rester fort longtemps sans digestion, à moins qu'ils ne soient rejetés par le vomissement. La peur et les violentes émotions ralentissent la circulation et la respiration. Elles changent en une sueur froide et visqueuse la transpiration de la peau ; quelquefois elles la suppriment complétement, etc., etc. Ce peu de mots suffit pour faire comprendre de quelle manière les passions, en troublant la sécrétion de la bile, la digestion, la respiration, les excrétions, peuvent à la longue imprimer au sang certaines modifications morbides.

On voit que dans toutes les circonstances qui précèdent, les causes débilitantes ont toujours agi de manière à altérer le sang avant les organes ; c'est-à-dire que ce liquide est devenu malade le premier dans l'économie, et que si les organes n'ont pas rempli leurs fonctions avec toute l'énergie et la régularité possibles, ils n'en sont pas moins restés sains et intacts dans leurs tissus.

8° **Les climats.** — D'après Sydenham, le cinquième de la population de la terre périt phthisique. Les climats n'ont par eux-mêmes qu'une influence bien secondaire sur le développement de cette cruelle maladie. On la rencontre en effet dans tous les pays et à toutes les latitudes. Cela devait être, puisque toutes les causes d'altération du sang que nous venons d'énumérer, peuvent exister et existent sur toute la surface du globe : leur fréquence et leur intensité seules varient, et par suite le nombre des phthisiques.

Telles sont, en général, les causes sous l'influence desquelles se développent les tubercules. Or toutes ces causes sont les plus favorables possibles pour produire à la longue une altération dans la nutrition, une perversion particulière du mouvement des organes qui modifie le sang, de manière à le prédisposer à l'élaboration, à la sécrétion de la matière tuberculeuse. Nous devons remarquer cependant que les modifications du fluide sanguin, produites par les différentes circonstances physiques qui précèdent, peuvent aussi se développer à la suite de certaines affections organiques plus ou moins graves, plus ou moins répétées. Ainsi une pneumonie, une pleurésie, une bronchite, une gastrite chroniques, en rendant l'oxygénation du sang incomplète, en modifiant les fonctions digestives, peuvent à la longue faire subir au sang le mode d'altération qu'on pourrait appeler tuberculisateur. Cette altération une fois développée, les tubercules pourront à la vérité se déposer dans les organes déjà malades d'une autre manière, mais ils pourront tout aussi bien se fixer ailleurs.

Quelle est la raison qui fait que le sang, prédisposé à la sécrétion de la matière tuberculeuse, sévit sur un point plutôt que sur un autre ?

Hippocrate a dit : *Ubi stimulus, ibi affluxus.* Le sang afflue dans les organes stimulés et irrités, s'y accumule et s'y dépose. Mais si l'organe est vigoureux, si ses réactions sont énergiques, il se débarrasse bientôt de ce corps devenu étranger, qui le gêne, et ses vaisseaux absorbans le rapportent dans le torrent circulatoire : la maladie est terminée. — Si au contraire l'organe est faible, si sa vitalité est médiocre, la partie la plus fluide du dépôt sanguin peut encore être résorbée, mais non pas celle qui est plus compacte, plus coagulable. Celle-ci reste dans les tissus, y prend domicile, et s'y revêt de certains caractères qui lui sont propres : la maladie devient chronique. Dans le cas qui nous occupe (prédisposition aux tubercules), la matière déposée par le sang et réfractaire aux réactions de l'organe, est une matière concrète, homogène, opaque, d'un blanc sale, jaunâtre ou grisâtre et d'une notable friabilité. C'est le tubercule.

Nous pourrions suivre la matière tuberculeuse dans tous les organes, dans le cerveau, dans l'abdomen, dans le poumon, et nous la verrions se déposer de la même manière, et toujours au point où se fait sentir l'irritation. Avant cette irritation les organes, peu excités et mal réparés par un sang affaibli, n'exerçaient, il est vrai, leurs fonctions que faiblement et irrégulièrement ; mais ils étaient restés sains dans leurs tissus, et la désorganisation n'a commencé pour eux qu'à l'instant où la matière tuberculeuse s'y est déposée. C'est ce qui explique pourquoi, chez les sujets à constitution tuberculeuse, la maladie locale ne se manifeste pas toujours dans le même tissu ni dans le même organe. *Dans l'enfance*, les deux organes les plus actifs sont le cerveau et le tube digestif, parce qu'à cette époque où se fait l'éducation des sens, le cerveau est l'aboutissant d'une foule de sensations variées, et par suite un centre d'action continuelle ; parce que la digestion devant fournir à l'accroissement du corps, très-remarquable à cet âge, est nécessairement très-active. Le cerveau et le ventre sont donc les deux points où le sang afflue en plus grande abondance. Ils sont d'une part les plus irritables, et d'une autre part les plus exposés à l'irritation en raison même de la suractivité de leurs fonctions. Voilà pourquoi les tubercules cérébraux ou abdominaux sont les plus fréquens dans l'enfance, tandis qu'on les rencontre très-rarement aux autres âges.

La maladie produite chez les enfans par les tubercules qui se développent dans le ventre, s'appelle **le carreau**.

Vers sept à huit ans, époque de la seconde dentition, il se manifeste autour des mâchoires et du cou un état d'excitation prolongée. Les ganglions lymphatiques de cette région deviennent plus irritables, et c'est pour cela que les tubercules s'y déposent de préférence.

Les tubercules qui se déposent dans les ganglions lymphatiques souscutanés, ont reçu le nom de **scrophules**.

A l'époque de la puberté, l'accroissement rapide de la poitrine et du poumon nécessite dans ces organes un surcroît d'activité vitale, et un afflux de sang plus considérable. Ils deviennent donc très-irritables, c'est-à-dire que si le sujet est prédisposé aux tubercules, ce sera surtout dans les organes respiratoires qu'ils tendront à se fixer. Aussi les tubercules pulmonaires sont-ils très-fréquents de 15 à 25 ans.

Leur présence dans le poumon constitue la cruelle maladie appelée **phthisie pulmonaire**. (1)

Nous pourrions accompagner ainsi les tubercules dans tous les organes. Nous les verrions se développer toujours dans le point sur lequel a sévi l'irritation. Nous verrions aussi que l'altération primitive du sang, en privant ce liquide d'une partie de ses élémens nutritifs et stimulans, imprime à l'organisme un état de faiblesse et d'inactivité qui le rend impropre à résister énergiquement aux causes de destruction, et qui donne à toutes ses maladies un caractère de chronicité remarquable, long-temps avant qu'il ait été envahi par la matière tuberculeuse.

De tout ce qui précède il nous paraît démontré que la maladie tuberculeuse (**phthisie**) est *une* dans sa nature, altération primitive du sang ; *une* dans son produit, dépôt de la matière tuberculeuse ; *une* dans son mode de localisation , dépôt de la matière tuberculeuse dans les organes stimulés ou irrités. Les conséquences que l'on doit en tirer par rapport au *traitement*, sont bien naturelles : 1° Si la cause, le principe de la maladie est dans le sang, *c'est dans le sang qu'il faut la combattre et l'anéantir ;* 2° si la maladie locale n'est que secondaire, tout traitement dirigé uniquement contre elle *est inutile et dangereux* : inutile, parce que le mal

______

(1) Dans les vertèbres, les tubercules prennent le nom de *carie vertébrale*, — celui de *tumeurs blanches* dans les articulations , — celui de *carie scrophuleuse* dans le tissu même des os, et enfin, celui de *cancer* dans certaines altérations des glandes.

ne peut guérir tant que sa cause existe ; dangereux, parce qu'on perd
en vains remèdes un temps précieux, parce que la maladie fait sans cesse
des progrès, parce qu'enfin la force de réaction nécessaire à la guérison
s'éteint de plus en plus dans les organes. C'est pour avoir ignoré ou
méconnu ces vérités que les médecins ont de tout temps déclaré la
phthisie icurable. Elle est incurable, sans doute, pour celui qui s'acharne
contre les symptômes sans songer à la cause , mais non pour celui qui, ne
se laissant pas abuser par les apparences, marche d'un pas ferme à un
but déterminé, et attaque le mal à sa source, c'est-à-dire dans le sang.

Mademoiselle D., âgée de 19 ans, née de parens faibles et maladifs, (sa
mère était morte à 27 ans d'une maladie de langueur), souffrait depuis plusieurs mois d'une toux violente et très-douloureuse : expectoration sangui-
nolente, quelquefois véritables hémoptisies (*crachement de sang pur*), douleur entre les épaules, disparition des règles, etc., etc. L'examen de la
poitrine faisait reconnaître le **premier degré de la Phthisie
pulmonaire**. Ce diagnostic était encore confirmé par la *constitution
lymphatique* du sujet, et par l'histoire qu'elle nous fit de ses maladies an-
térieures. — Bien des remèdes avaient déjà été employés, mais envain : le
mal faisaitdes progrès rapides. Nous eûmes de suite recours à un traitement
général; nous régénérâmes ce sang si pauvre, et nous nous occupâmes bien
plus de l'organisation tout entière que de la maladie locale. En moins de 3
mois, les sueurs nocturnes, la toux, les crachemens de sang, l'oppression
avaient disparu. La constitution s'était modifiée d'une manière notable, et
cette jeune personne jouit aujourd'hui d'une parfaite santé.

Madame D. âgée de 22 ans, accouchée depuis dix mois, fut, à l'époque de
son accouchement, atteinte d'une pleurésie aiguë, suivie bientôt de tous les
symptômes de **la Phthisie pulmonaire**. — Le mal marcha si rapidement que lorsque nous fûmes appelés, c'est-à-dire 4 mois après le début de
la phthisie , cette dame paraissait arrivée au terme de son existence. Elle
gardait le lit depuis six semaines ; l'expectoration était purulente, le dévoîe-
ment continu, etc. Après cinq semaines de traitement, l'amélioration fut
telle que cette malheureuse femme qui, peu de temps auparavant était in-
capable de se retourner seule dans son lit, put se lever et se promener tous
les jours dans sa chambre. Un mois plus tard, elle eût assez de force pour des-
cendre du troisième étage où elle demeurait et supporter les cahots d'une
voiture qui devait la conduire dans sa famille à trente lieues de Paris. Elle
a depuis continné son traitement *par correspondance*, et sa guérison complète est aujourd'hui assurée.

Mademoiselle H. D., âgée de 36 ans , portait à la partie externe de la
cuisse gauche un **ulcère scrophuleux** datant de plus de quatre an-
nées. En Russie , en Italie , en France , elle avait été traitée par les médecins les plus distingués. Plusieurs fois la plaie avait paru se fermer, mais
pour se rouvrir bientôt plus hideuse et plus menaçante ; de telle sorte qu'un
chirurgien de Paris avait fait entrevoir aux parens que le seul remède était
l'amputation de la cuisse. C'est alors que nous fûmes appelés à visiter la malade. Nous trouvâmes une personne complétement affaiblie , d'un tempérament lymphatique au dernier degré.—La cuisse présentait un ulcère de
la largeur de la main , donnant naissance à trois trajets fistuleux d'où s'é-
coulait en abondance un pus ichoreux et fétide. Toute la peau était par-
courue de veines variqueuses énormes. Le tissu cellulaire sous-cutané
était épaissi , induré , et parsemé de ganglions volumineux et très-doulou-
reux. Nous fûmes vraiment effrayés à la vue d'un mal aussi redoutable.—

Cependant nous mîmes mademoiselle H. D. à un traitement général des plus énergiques. Au bout de quatre mois sa constitution s'était notablement modifiée et améliorée ; et, chose presque incroyable, la maladie locale avait complétement disparu. Plus de varices, plus de fistules, plus de suppuration, plus d'engorgement ; mais une cicatrisation parfaite et de bonne nature, sans difformité dans les parties, sans gêne dans les mouvemens. — Ce succès, qui ne s'est pas démenti, est un des plus remarquables que nous ayons obtenus et qu'il soit possible d'obtenir, n'importe par quelle méthode.

Mademoiselle F., âgée de 6 ans, était sujette à des **ophthalmies** de nature **scrophuleuse.** Après plusieurs récidives, la maladie devint si grave que la cornée s'enflamma et qu'un abcès développé entre ses lames s'ouvrit à l'intérieur de l'œil. Nous avons soumis cette enfant à un traitement méthodique et général. — En peu de temps l'inflammation aiguë et l'inflammation chronique ont disparu ; le pus s'est résorbé ; et de cette maladie si grave, puisque la perte de l'œil était à craindre, il n'est resté qu'une taie bien légère, qui disparaîtra sans aucun doute. De plus, la modification éprouvée par l'organisme, en détruisant la cause du mal, mettra, pour l'avenir, le sujet à l'abri de toute récidive.

Un jeune homme de 15 ans était affecté d'une **carie scrophuleuse,** avec nécrose de la table externe de l'os de la mâchoire inférieure. Plusieurs chirurgiens de la capitale ayant été consultés, déclarèrent que la résection de l'os pouvait seule sauver le malade. Cette opération terrible aurait été accomplie, si le malade lui-même ne s'y était positivement refusé. Nous fûmes alors consultés ; et pleins de confiance dans les forces de la nature et dans la puissance d'un traitement bien dirigé, nous soumîmes ce jeune homme à une médication générale. Nous favorisâmes par quelques incisions la sortie d'une grande quantité de pus, et nous enlevâmes les parties nécrosées. Le tempérament ne tarda pas à se modifier ; la cicatrisation marcha rapidement, et le sujet est aujourd'hui parfaitement guéri, sans difformité et sans aucune gêne dans les mouvemens de la mâchoire inférieure.

Dartres.

Quoique ce mot ne soit pas très-médical, nous l'employons pour être facilement compris; d'ailleurs ce que nous avons à dire sur les maladies de la peau s'applique à toutes les espèces en général.

Il est incontestable que la source la plus féconde de ces maladies est l'usage des alimens irritans et principalement de ceux qui sont salés, poivrés, fumés, fermentés, gâtés, ou bien grossiers et indigestes. Une autre source encore, c'est l'habitation au milieu d'une atmosphère tenant continuellement en suspension des poussières ou des molécules irritantes. Dans la première de ces circonstances, la digestion ; dans la seconde, l'absorption, rapportent au sang des principes âcres qui le troublent et l'altèrent.

Mais nous avons dit que la peau avait été chargée par la nature d'enlever au sang les substances qui lui sont étrangères et de les rejeter au-dehors. Or ces matières abandonnées par le liquide sanguin ne doivent-elles pas, si elles sont irritantes, irriter à la fin la membrane qu'elles traversent sans cesse? Cette irritation ne sera-t-elle pas singulièrement favorisée, d'un côté par la sensibilité extrême de la peau, et d'un autre par la multitude de stimulations directes auxquelles elle est exposée? Sous l'influence de toutes ces causes, la peau s'enflamme et devient douloureuse. Elle laisse exsuder un liquide séreux, qui, tantôt libre, tantôt renfermé dans des vésicules ou des pustules, finit bientôt par se concréter et se détacher sous forme de poussière, d'écailles ou de croûtes. — La dartre en elle-même n'est, à vrai dire, qu'un nouvel organe dépurateur, plus actif et plus puissant, que la nature établit dans le but d'enlever au sang les particules mauvaises qui s'y sont introduites. C'est pour cela qu'il est si dangereux de la faire disparaître rapidement ; car le sang impur irait nécessairement déposer ses impuretés sur un autre organe peut-être plus important ; c'est pour cela aussi qu'un traitement local ne saurait jamais amener une guérison vraie et durable. Il faut avant tout purifier le sang, et lorsqu'il sera dégagé de toute matière nuisible, on pourra facilement attaquer la maladie locale. La cause étant détruite, la guérison de la peau ne se fera pas attendre, et le malade sera à l'abri de toute récidive.

M. P. âgé de 40 ans, chef de division au ministère de la marine, portait sur la figure une **dartre pustuleuse** qui s'était particulièrement fixée au front et au menton. Cette affection, depuis huit ans, avait été traitée par les médecins réputés spéciaux ; mais rien n'en avait arrêté les progrès. Eh bien, aujourd'hui ce malade n'a plus un seul bouton sur la figure ; au moyen d'un traitement général, nous avons changé les qualités du sang et nous avons fait disparaître à jamais la maladie avec sa cause.

Syphilis constitutionnelle.

Lorsque le virus syphilitique est appliqué sur une membrane muqueuse ou sur la peau ulcérée, qu'arrive-t-il? Ou bien il n'est pas absorbé et alors il détermine un désordre tout-à-fait local ; ou bien, au contraire, il est absorbé par les vaisseaux lymphatiques, les parcourt avec la lymphe, et, comme elle, il va se mêler au sang. — De ce moment la maladie est devenue constitutionnelle. Le sang empoisonné la transporte partout, la dépose dans tous les organes ; on la voit se manifester à la peau sous forme de papules, de pustules, d'ulcères, d'excroissances, etc. Dans le tissu osseux elle fait naître ces exostoses si douloureuses, ces caries si redoutables. Tantôt elle affecte l'estomac, le poumon, le cœur (c'est à la syphilis qu'on peut attribuer presque toutes les végétations qui se développent à la surface interne du cœur ou sur ses valvules, et qui sont la cause d'un grand nombre de maladies de cet organe) ; tantôt parcourant les artères avec le sang, elle corrode leurs parois, les ronge, les perfore et donne naissance aux anévrysmes ; aucun tissu, aucune fibre n'est à l'abri de sa fureur, parce que le sang les pénètre tous et que le sang est empoisonné.

M. F. H. avait eu, à l'âge de 18 ans, une **maladie vénérienne** que l'on avait fait disparaître rapidement par un *traitement local*. Six ans plus tard, des symptômes d'infection générale se manifestèrent : végétations, pustules, douleurs dans les os, etc. On employa tous les moyens appelés anti-syphilitiques ; on frictionna ; on excisa les excroissances : soins inutiles ; le mal semblait au contraire faire sans cesse de nouveaux progrès. Quant à nous, appelés près du malade désespéré, nous ne lui avons fait subir aucune opération douloureuse, aucune cautérisation ; nous l'avons soumis pendant six semaines à un traitement chimique et régénérateur, et nous avons eu le bonheur de voir la maladie marcher rapidement à une guérison parfaite.

M. B., agé de 36 ans, eut, à l'âge de 25 ans, une maladie vénérienne qui disparût rapidement. Mais, il y a 2 ans, M. B. vit tout-à-coup sa figure et son corps se couvrir de **papules syphilitiques**, larges et proéminentes, d'une teinte cuivrée, ayant en un mot tous les caractères d'une *dartre vénérienne constitutionnelle*. Le traitement ordinaire employé par le médecin de M. B. ne put amener aucune amélioration. Ce n'est que par un traitement méthodique et général, que nous avons pu, au bout de trois mois, être bien certains d'avoir délivré ce sujet d'un mal horrible qui l'avait forcé de fuir le monde et même ses amis les plus intimes.

Gastrite chronique.

Toutes les fois que l'inflammation a frappé l'estomac (ce que nous disons ici pour cet organe est de tout point applicable aux intestins), le premier symptôme qui se manisfeste, c'est la perte de l'appétit, ou tout au moins des digestions lentes, pénibles, douloureuses. La nature et le médecin prescrivent la diète, cela est rationnel. Mais qu'arrive-t-il ? C'est que l'estomac ne recevant plus d'alimens, ne peut fournir au sang le chyle réparateur. Le sang appauvri ne porte plus aux organes l'excitation qui les fait agir, les matériaux qui les font vivre. — Toutes les fonctions languissent, toutes les réactions sont incomplètes et irrégulières. L'estomac a cependant fini par guérir ; mais comme lui aussi ne reçoit qu'un sang pauvre et insuffisant, les digestions continuent à être mauvaises ou impossibles. Les forces s'épuisent de plus en plus et le malade marche rapidement à la mort. C'est une *gastrite chronique*, s'écrie-t-on ! Oui, bien chronique, car elle est incurable pour vous qui ne voyez partout que des maladies locales; qui voulez absolument guérir un organe qui n'est plus malade, ou qui ne l'a peut-être jamais été ; qui ne comprenez pas que l'économie tout entière souffre et se décompose ; que c'est l'altération du sang qui empêche votre patient de digérer, comme elle l'empêche de respirer, comme elle l'empêche de se soutenir sur ses jambes. Mais remontez à la cause de cet état général si alarmant ; rendez aux liquides leur composition normale, et ce mal incurable disparaîtra bientôt pour faire place à la force et à la santé.

M. L. souffrait depuis plus de 10 ans d'une **Gastrite chronique.** — Les conseils et les soins des sommités médicales n'avaient pu arrêter la marche de cette affection, et le malade était parvenu à un état de faiblesse extrême. Nous avions eu occasion d'exprimer à M. L. notre opinion sur sa maladie et nos principes de traitement ; — il ne les avait pas adoptés ; et sur l'avis de son médecin, il alla faire un voyage dans le midi. — Deux mois plus tard, il revint à Paris plus souffrant et plus découragé. Désespéré de l'inutilité des remèdes dont on l'avait saturé, il était bien résolu à ne plus rien faire et à attendre patiemment la fin de ses douleurs ; mais une circonstance fortuite nous ramena ce malade, et aujourd'hui qu'il est complétement revenu à la santé, il nous rend grâces de n'avoir pas désespéré.

Nous terminerons par cette observation celles que nous voulons insérer dans ce petit travail, car il finirait par être trop volumineux ; — nous en rapporterons du reste un grand nombre dans un ouvrage que nous ferons bientôt paraître.

Catarrhe et Pneumonie chronique.

Dans le catarrhe, la membrane muqueuse des bronches est gonflée par l'inflammation. Ces tuyaux sont encombrés de mucosités, et l'introduction de l'air est difficile ou même impossible dans une portion de l'arbre aérien. Dans la pneumonie chronique, une partie du poumon est engorgée, obstruée, impénétrable à l'air et au sang. Dans ces deux maladies, la respiration, par suite de l'altération locale, est donc insuffisante, et l'oxygénation incomplète. Mais si le sang a besoin d'une certaine quantité d'oxygène pour nous faire vivre, ce liquide doit s'altérer insensiblement et devenir moins excitant et moins nutritif. Tous les organes iront donc en s'affaiblissant ; leur vitalité diminuera d'une manière sensible, et les bronches et le poumon participeront nécessairement à l'état d'atonie générale ; — or il est reconnu en médecine qu'un organe malade ne peut guérir qu'à la condition qu'il conservera assez de vitalité et d'énergie pour réagir contre la cause morbide, pour se débarrasser des matières qui engorgent ses vaisseaux et son tissu. Si donc, par le fait même de l'inflammation chronique et de l'appauvrissement du sang qui en est la suite, les bronches et le poumon perdent leur force de plus en plus, il est bien évident que le mal deviendra incessamment plus difficile à guérir et bientôt incurable. Le médecin doit donc diriger tous ses efforts de manière à leur rendre le degré d'énergie qui leur est nécessaire ; — et comme c'est par le sang qu'ils sont affaiblis, c'est par le sang qu'il peut espérer d'atteindre ce but.

Goutte.

La goutte n'attaque, en général, que les gens riches, parce qu'elle est toujours le résultat d'une nourriture trop succulente et d'habitudes de mollesse auxquelles ils peuvent seuls s'abandonner. Le chyle, devenu trop riche, gorge en quelque sorte le sang de beaucoup plus de sucs nourriciers que les besoins de la nutrition et de ses actes n'en réclament. Cette surabondance de matériaux est éliminée dans le principe par la transpiration cutanée et par les urines ; mais bientôt, la masse augmentant toujours, la peau et les reins ne peuvent plus suffire. Les matériaux en excès se portent alors sur les membranes qui revêtent les articulations, s'y déposent, les irritent et les enflamment. Cependant la douleur oblige le malade à modifier son régime ; et, comme le mal est léger, comme le dépôt articulaire est peu considérable, l'inflammation s'éteint, et la matière irritante est reprise par l'absorption. L'accès est terminé. Mais l'homme est naturellement oublieux ; aussi le malade a-t-il bientôt repris ses habitudes. Les mêmes causes produisent les mêmes effets ; mais cette fois ils sont encore plus violens. Le sang dépose dans les articulations une plus grande quantité de matériaux ; l'absorption est impuissante à les entraîner, et ils restent dans les tissus. De là, ces tophus, ces concrétions, qui augmentent à chaque accès, qui finissent par gonfler et déformer les articulations et y entretiennent une inflammation et des douleurs continuelles, quelquefois intolérables. — Ici encore la cause de la maladie est bien évidemment dans le fluide sanguin ; c'est donc vers lui qu'il faut diriger le traitement.

Nous pourrions passer en revue toutes les maladies chroniques : — *La chlorose* (pâles couleurs), *la leucorrhée* (flueurs blanches), *l'aménorrhée* (absence des règles), *l'hydropisie, l'asthme, les maladies chroniques du foie et des reins,* un grand nombre de *maladies nerveuses*, et nous prouverions que, presque toutes, elles ont leur cause dans le sang, ou que du moins le sang a la plus grande influence sur leur développement, leur marche, leur terminaison et leur traitement. Mais ce travail nous mènerait trop loin, et nous croyons en avoir dit assez pour faire comprendre nos principes et notre méthode curative.

Cette méthode, bâsée sur de longues études, appuyée de nombreuses recherches, applicable à beaucoup de maladies, ne consiste pas, *nous devons le déclarer bien haut,* dans l'emploi d'un remède unique (poudre, pâte ou sirop) espèce de panacée universelle qui s'applique à tout, qui guérit tout..... Elle est philosophique, progressive et régulière; elle se fonde sur l'expérience de tous les siècles; elle profite de toutes les découvertes; elle emploie tous les remèdes reconnus bons et utiles. — Mais si elle modifie ses moyens suivant les circonstances, elle est une et invariable dans son principe : *Il faut, pour guérir les maladies, remonter à la cause du mal, attaquer avant tout cette cause, la neutraliser, la détruire. Hors de là point de guérison possible, point de succès durable.*

Tableau des Maladies Chroniques traitées avec succès par notre Méthode.

OPHTHALMIE (maladies des yeux),	**HYDROPISIES,**
SCROPHULES (humeurs froides),	**ULCÈRES,**
RHUME,	**DARTRES,**
CATHARRHE,	**PALES COULEURS,**
PNEUMONIE CHRONIQUE,	**SUPPRESSION DES RÈGLES,**
PHTHISIE PULMONAIRE,	**PERTES, FLUEURS BLANCHES,**
TUMEURS BLANCHES,	**ULCÈRES DE LA MATRICE,**
CARREAU,	**GOUTTE,**
GASTRITE CHRONIQUE,	**MALADIES NERVSEUES.**
CANCERS,	**NÉVRALGIES,**
MALADIES DU FOIE,	**ÉPILEPSIE,**
HÉMORRHAGIES,	**MALADIES VÉNÉRIENNES.**

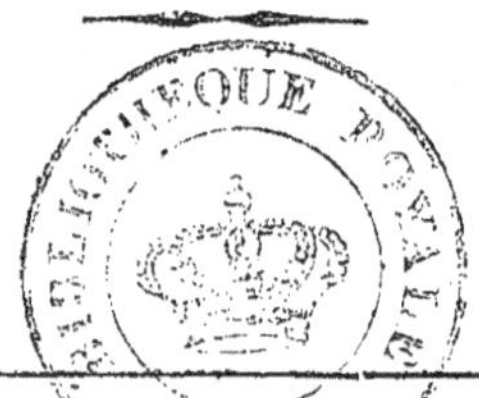

PARIS. — COSSON, Imprimeur de l'Académie royale de Médecine, rue St.-Germain-des Prés, 9.